I0077398

ESSAI

SUR

L'HYDROTHÉRAPIE

ASSOCIÉE

A L'USAGE DES EAUX DE VICHY

PAR A. JARDET

Docteur en Médecine

DIRECTEUR DE L'ÉTABLISSEMENT HYDROTHÉRAPIQUE DE VICHY.

RIOM

IMPRIMERIE DE G. LEBOYER, 3, RUE PASCAL.

—

1861.

ESSAI

SUR

L'HYDROTHÉRAPIE

ASSOCIÉE

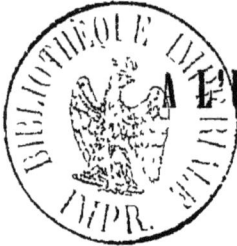 A L'USAGE DES EAUX DE VICHY

PAR A. JARDET

Docteur en Médecine

DIRECTEUR DE L'ÉTABLISSEMENT HYDROTHÉRAPIQUE DE VICHY.

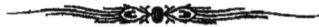

RIOM

IMPRIMERIE DE G. LEBOYER, 3, RUE PASCAL.

—

1861.

Ie 163
1925

PRÉFACE.

L'essai que je soumets au public a pour but de faire ressortir l'utilité, dans beaucoup de circonstances, d'associer l'hydrothérapie à l'usage des Eaux de Vichy.

Comme son titre l'indique, le petit ouvrage que je publie n'est qu'un *essai*. Pour traiter d'une manière complète les différents sujets que je n'ai fait qu'effleurer, il m'aurait fallu beaucoup plus de temps et surtout beaucoup plus d'habileté que je n'en ai. Tel qu'il est, j'ai cru qu'il serait utile, et il ne m'a fallu rien moins que cette conviction pour le faire paraître.

L'année dernière, M. Tardieu, dans son rapport sur les Eaux minérales, lu à l'Académie de médecine, a tiré cette conclusion : que dans les Etablissements thermaux où l'hydrothérapie et la gymnastique ont été associées à l'usage des eaux, *le nombre des guérisons a doublé*. Or, s'il y a en France un Etablissement thermal où l'hydrothérapie puisse s'associer avantageusement à la médication des eaux, c'est incontestablement celui de Vichy.

Quelles sont, en effet, les affections que l'on rencontre le plus souvent à cette station thermale ? Les congestions chroniques du foie, de la rate, de l'utérus; les gastralgies, les névralgies, en général. Quelles sont les maladies dont triomphe le plus sûrement l'hydrothérapie? ce sont précisément ces mêmes congestions chroniques du foie, de la rate, de l'utérus, et les névralgies, en général, la gastralgie, en particulier, liée si souvent à un état congestionnel du foie.

Si les malades atteints des affections dont je viens de parler, se trouvent si bien des Eaux de Vichy, et si ces malades guérissent si sûrement par le traitement hydrothérapique, il était tout naturel de penser qu'en associant ces deux puissants moyens, les guérisons deviendraient plus sûres et plus promptes. Les prévisions auxquelles conduisait le raisonnement se sont réalisées. L'hydrothérapie associée à l'usage des Eaux de Vichy, a produit des guérisons qu'on aurait vainement demandé aux moyens ordinaires de la thérapeutique.

Je me suis surtout servi, pour me guider dans la direction que j'ai prise, des beaux travaux de M. Fleury, qui a tiré l'hydrothérapie de l'empirisme dans lequel elle était plongée, pour en faire un moyen rationnel de traitement. J'ai consulté également, avec fruit, les ouvrages des principaux médecins de Vichy.

CHAPITRE 1er.

Gastrite, gastralgie, dyspepsie.

Je réunis, dans un même chapitre, la gastrite, la gastralgie et la dyspepsie, parce que ces différentes maladies ont été souvent prises l'une pour l'autre, reconnaissent souvent les mêmes causes et sont traitées de la même manière.

La *gastrite* chronique est l'inflammation franche de l'estomac ; la *gastralgie* est la névralgie de cet organe : *dyspepsie* veut dire digestion difficile. Quoique plusieurs auteurs en aient fait une maladie distincte à laquelle ils en rattachent une infinité d'autres, je ne considère la dyspepsie que comme un symptôme que l'on rencontre fréquemment dans la gastrite, la gastralgie et une foule d'autres états pathologiques.

Quoiqu'il en soit, les malades atteints des affections chroniques de l'estomac abondent à Vichy. M. Durand-Fardel estime que la gastralgie et la dyspepsie en fournissent le tiers du total. On y trouve, en effet, à chaque instant, des malades qui se plaignent d'éprouver des irrégularités d'appétit, des digestions difficiles, pénibles, douloureuses, des flatuosités, du gonflement épigastrique après le repas, des envies de vomir, des vomissements, des douleurs plus ou moins aiguës, tantôt dans un point, tantôt dans un autre de l'abdomen ; de la diarrhée ou de la constipation. Ces malades perdent peu à peu leur embonpoint et leurs forces, la peau devient jaune, sèche, toutes les fonctions deviennent languissantes, et souvent la vie est en danger.

A une époque, qui n'est pas très-éloignée de nous, tous ces phénomènes constituaient la gastrite et se traitaient par les sangsues, les saignées, la diète aidée du régime lacté.

En opposition à ce système, on en vit paraître un autre qui substitua aux émissions sanguines et à la diète, les préparations ferrugineuses et une riche alimentation; les gastrites ne furent plus traitées que par les côtelettes, les biftecks arrosés de vin de Bordeaux. Ce système, qui réussit à quelques malades, n'en eut pas moins à enregistrer de nombreux revers, et comme dit M. Fleury : « Beaucoup de malades y trouvèrent l'avantage de ne plus être exposés à mourir de faim ; mais beaucoup d'autres éprouvèrent le désagrément de périr d'indigestion et de gastro-entérite. »

La médecine actuelle a reconnu l'exagération de ces deux systèmes. Les différents symptômes que j'ai énumérés n'ont plus été rattachés uniquement à la gastrite ou à l'anémie. Le régime est varié avec l'état général des malades et la médication appropriée aux différents états pathologiques. Les eaux minérales ont pris une place importante dans cette médication, et l'hydrothérapie, quoique de date plus récente, s'est placée au premier rang par son efficacité.

La gastrite chronique, qu'elle ait débuté d'emblée ou qu'elle soit la suite d'une gastrite aiguë, est combattue d'abord par les émissions sanguines, les vésicatoires, les révulsifs et une foule de médicaments qui varient avec le médecin que l'on consulte. Tantôt les ferrugineux, tantôt le sous-nitrate de bismuth ; une fois la belladone, une autre fois l'opium, la poudre de charbon ; puis, viennent l'électricité, l'homœopathie, le somnambulisme, etc. Enfin, les malades sont envoyés aux eaux. Les eaux de Vichy, en agissant directement sur la muqueuse de l'estomac, produisent souvent d'excellents résultats. L'hydrothérapie, en activant la circulation capillaire, a aussi une puissante action pour diminuer la congestion de la membrane muqueuse de l'estomac et des intestins ; ces deux médications réunies sont donc des plus favorables pour amener une guérison solide.

Mais c'est surtout contre la gastralgie que se montre l'action de l'eau froide. Lorsque la gastralgie est simple, primitive, sans complication, alors que souvent le traitement thermal exaspère la douleur, le traitement hydrothérapique la fait diminuer peu à peu et même cesser. En voici un exemple des plus remarquables : M. V... a 26 ans, un tempérament nerveux, une des plus belles constitutions que j'aie jamais vues. Il est dans les meilleures conditions pour être heureux. Riche, il habite la campagne et fait de l'agriculture en grand pour son agrément. Malgré ces belles conditions, la vie lui est insupportable ; depuis 15 ans, il est atteint d'une gastralgie sans altération organique. Il jouit de toutes les apparences d'une bonne santé ; il a fait une foule de traitements qui n'ont abouti à rien ; l'usage des eaux et des bains de Vichy n'a pas eu plus de succès. Huit jours de traitement hydrothérapique ont suffi pour faire disparaître une douleur si tenace.

La gastralgie n'est pas toujours aussi simple ni aussi facile à guérir ; l'observation suivante en est une preuve.

M. F..., âgé de 50 ans, d'un tempérament nerveux , d'une bonne constitution, est malade depuis un an. A la suite de peines morales, il fut pris, au mois de juillet 1859, de malaise , d'envies de vomir, de vomissements, de crises nerveuses, accidents qui furent combattus heureusement par les calmants, les révulsifs et le sulfate de quinine. La santé se maintint bonne pendant deux mois, après lesquels les mêmes accidents reparurent avec plus d'intensité. Les moyens qui avaient si bien réussi la première fois échouèrent complètement ; la belladone, le sous-nitrate de bismuth n'amenèrent aucun résultat. M. Trousseau conseilla à ce malade de venir à Vichy et de suivre un traitement hydrothérapique ensuite. Les eaux de Vichy n'ayant pu être supportées, le malade me fut adressé dans l'état suivant : Amaigrissement considérable, teinte jaune très-prononcée de la peau, tendance à la tristesse, pleurant facilement, se désolant pour rien ; troubles considérables dans la digestion ; nausées ou vomissements continuels, accompagnés d'un malaise général ; la faiblesse est si grande que le malade a beaucoup de peine pour venir de son hôtel à l'établissement, en s'appuyant sur les bras de sa femme et d'un ami. M. F... est très-pusillanime et redoute beaucoup l'eau froide. Après la première application, il éprouve une sensation de bien-être si marquée, qu'il est enchanté de son début.

Après huit jours de traitement, M. F... se trouve mieux. Les vomissements, qui avaient diminué dès les premiers jours, ont complètement cessé. L'appétit est revenu ; la tristesse fait place à la gaîté ; l'eau de Vichy commence à être supportée.

Le traitement est suivi régulièrement pendant six semaines et le mieux se continue ; l'embonpoint revient. M. F... pèse six kilogrammes de plus qu'avant le traitement. Il quitte l'établissement dans un état très-satisfaisant. Un an après, la guérison ne s'est pas démentie.

Lorsque la gastralgie est sous la dépendance d'une autre affection, il faut, en même temps que l'on attaque la gastralgie par l'hydrothérapie, combattre la maladie qui est la cause première. Dans tous les cas, le traitement par l'eau froide, en ramenant l'estomac dans des conditions plus favorables, pourra hâter la guérison ou tout au moins soulager beaucoup. L'hydrothérapie, méthodiquement appliquée, est donc le traitement par excellence de la gastralgie.

CHAPITRE II.

Engorgement du Foie.

Engorgement chronique du foie! Encore une maladie très-commune à Vichy. Il n'y a pas d'exagération à dire qu'il vient, chaque année, de toutes les parties du monde, des personnes atteintes de maladies du foie, et cette réputation est justement acquise. Tous les médecins qui ont eu occasion d'employer les eaux de Vichy dans ces cas-là, n'ont eu qu'à s'en louer. Je leur dois, pour mon compte, de beaux succès. Mais tous les malades atteints d'engorgements du foie, qui viennent à Vichy, ne guérissent pas.

M. Barthez estime que sur 100 individus, 45 sont guéris, 40 sont améliorés et 15 n'ont obtenu aucune amélioration. C'est surtout à ces 15 derniers et à ceux dont l'état a été amélioré seulement, que je m'adresse. Ils trouveront, je ne crains pas de l'affirmer, dans l'hydrothérapie, toujours de l'amélioration et souvent la guérison. C'est à une congestion chronique du foie, qui rentrerait dans la catégorie des malades non guéris de M. Barthez, que je dois d'avoir introduit à Vichy le traitement hydrothérapique.

Il y a une dizaine d'années, au début de ma pratique, je fus consulté par une dame atteinte d'une congestion chronique du foie. Elle avait déjà suivi tous les traitements employés en semblables circonstances : les antiphlogistiques, les émolliens, les purgatifs. Plusieurs années de suite elle était venue à Vichy et son traitement avait été dirigé par Prunelle. Les premières années, il avait semblé se manifester une légère amélioration; mais après trois ou quatre saisons, la malade n'accusait plus de

2

changement dans son état, l'engorgement du foie continuait à faire des progrès, la santé générale devenait de plus en plus mauvaise ; la peau était sèche, jaune, les digestions ne se faisaient plus régulièrement, toutes les fonctions languissaient, la maigreur était devenue très-grande, le dépérissement était évident. A bout de ressources, je conseillai à Mme *** d'aller à Bellevue se soumettre à un traitement hydrothérapique. Mon avis ne fut pas goûté tout d'abord. Plus tard, un confrère ayant donné le même avis, Mme *** se décida. Six mois d'un traitement régulier rétablirent sa santé complètement. Elle revint fraîche, grasse, ayant repris son embonpoint. Elle put retourner dans le monde qu'elle avait abandonné depuis plusieurs années, et exciter l'étonnement de toutes les personnes qui l'avaient vue quelques mois auparavant.

Moi-même, frappé de ce résultat et atteint de congestion chronique de la rate à la suite d'une fièvre intermittente contractée en Algérie, et dont il me fut impossible de me débarrasser avec les préparations de quinquina, j'allai à Bellevue, je fus guéri en peu de temps ; mais, de plus, je fus témoin de guérisons si remarquables, chez plusieurs malades qui étaient venus à Vichy sans en obtenir de résultat, que ma résolution fut prise d'introduire dans cette ville un mode de traitement si puissant et qui convenait si bien à presque tous les malades qui fréquentent ces thermes.

Il est bien entendu que quand je dis que l'hydrothérapie est si puissante contre les engorgements du foie, je n'entends parler que de la congestion chronique simple ; je n'ai pas la prétention de guérir les engorgements dûs à des maladies incurables, comme les cancers, les tubercules, etc., quoique, dans ces différents cas, l'hydrothérapie amène souvent un soulagement momentané.

La congestion chronique du foie est très-commune ; tantôt elle succède à un hépatite aigu ; le plus souvent, elle débute

lentement, sourdement, les malades ne s'en aperçoivent que
par le dérangement des fonctions digestives ; il arrive même
souvent aux médecins qui n'apportent pas tout le soin désirable
dans l'examen de leurs malades, de prendre les symptômes
déterminés par l'engorgement du foie pour une dyspexie ou
une gastralgie; ce n'est que plus tard, lorsque l'engorgement du
foie est devenu plus considérable, qu'il n'est plus possible de
se faire illusion et que le diagnostic est porté. Ce diagnostic,
du reste, n'est pas toujours facile. Souvent il est incertain et
même impossible : incertain, lorsque, suivant M. Andral, « la
plupart des symptômes qui marquent les plus graves dégéné-
rations du foie » existent; impossible, lorsqu'il y a une hydropisie qui gêne l'exploration.

Les causes de l'engorgement du foie sont : l'abus des liqueurs
fortes, des aliments sucrés, des substances grasses, des condi-
ments âcres, l'usage du corset trop serré, certaines positions
du corps conservées trop longtemps, les émotions morales vives,
les chagrins, les inquiétudes, la vie sédentaire, le défaut d'exer-
cice, les travaux d'esprit, une mauvaise alimentation, les sueurs
trop abondantes; aussi, cette affection est-elle commune dans
les pays chauds.

L'engorgement du foie se montre surtout dans l'âge adulte ;
il est rare chez les enfants et chez les vieillards. Il est plus
fréquent parmi les hommes que parmi les femmes.

L'engorgement du foie, outre son augmentation de volume,
présente les mêmes symptômes que la gastralgie : la bouche est
mauvaise, les digestions se font mal, la constipation est habituelle, la nutrition devient difficile, les malades maigrissent,
la peau prend une couleur pâle spéciale ; elle est habituellement sèche. Enfin, souvent, à tous ces phénomènes, quand la
maladie a déjà duré quelque temps, il s'y joint de l'hypocondrie.

Les engorgements du foie ont une marche lente. Cependant,
au début, il n'est pas rare de voir des intermitences fréquentes.

Tout d'un coup, le volume du foie devient très-considérable ;
Il disparaît pendant quelque temps. pour se reproduire à la
moindre occasion.

Lorsque la congestion s'est reproduite ainsi un grand nombre de fois, l'engorgement ne disparaît plus complètement,
quel que soit le traitement qu'on emploie : sangsues, saignées,
purgatif, résolutif, etc. Souvent même tous ces moyens semblent contribuer au développement de la maladie.

L'engorgement du foie peut se terminer par la mort. J'en ai
vu plusieurs exemples, chez des personnes encore jeunes.
Cependant, fort heureusement, il n'en est pas toujours ainsi.
Lorsque la congestion n'est pas très-ancienne et très-considérable, que le sujet est doué d'une bonne constitution, la
maladie peut guérir sous l'influence du régime et d'une médication convenable. C'est dans ce cas là qu'on voit l'eau de
Vichy être si efficace, 45 fois sur 100. Dans les cas qui ne
guériront pas sous cette influence, l'hydrothérapie peut être
considérée comme le seul moyen pour obtenir une guérison
solide. En voici un exemple remarquable :

OBSERVATION. — M. M...., âgé de 36 ans, d'une bonne
constitution, a joui d'une bonne santé jusqu'à l'âge de 20 ans.
Alors, il a été traité, pendant six mois, pour une gastrite dont
il s'est toujours senti depuis. Au moindre écart de régime, il
éprouvait du malaise, des éructations, des douleurs dans l'abdomen. Depuis 5 ans, tous ces phénomènes ont considérablement augmenté. Après deux ans passés en Afrique, la maladie
fit des progrès si rapides, qu'on lui conseilla de rentrer en
France et d'aller prendre les eaux de Vichy. Trois saisons sem-
blèrent amener un peu d'amélioration qui, du reste, ne se
maintenait pas longtemps. C'est alors qu'il vint me consulter.

Le foie, mesuré au moyen de la percusion, avait, au niveau
du mamelon, 18 centimètres dans son diamètre vertical et

dépassait le rebord inférieur des côtes, de plusieurs travers de
doigt. Six semaines d'un traitement hydrothérapique régulier,
pendant que le malade buvait de l'eau de la Grande-Grille,
ont suffi pour amener une guérison complète. L'appétit est
revenu, la digestion se fait bien, la peau est devenue bonne, le
malade amené au bien-être général. Le foie, mesuré comme
avant le traitement, n'a plus que huit centimètres et ne dépasse
plus le rebord des côtes.

Il m'a été permis de constater, chez ce malade, un fait annoncé
par M. Fleury : c'est qu'après chaque douche, le volume du
foie avait diminué de plusieurs centimètres. Cette diminution
ne persistait pas toute entière ; mais elle ne disparaissait pas
non plus complètement, de façon que c'est en passant par des
alternatives de diminution et d'augmentation de volume, la
diminution l'emportant sur l'augmentation, que le foie est
revenu à son état normal.

CHAPITRE III.

Engorgement de la Rate. — Fièvre intermittente.

Il est impossible de séparer l'étude des fièvres intermittentes de celles de l'engorgement de la rate. Ces deux états pathologiques sont tellement liés qu'il est extrêmement rare de les trouver isolés l'un de l'autre.

Je ne chercherai pas à établir si c'est l'engorgement de la rate qui est cause de la fièvre intermittente, comme le pense M. Piorry, ou si cet engorgement n'est qu'un phénomène de la maladie. Pour moi, ce sont deux manifestations d'une intoxication générale.

Je n'entreprendrai pas de décrire les fièvres intermittentes avec leur marche, leurs symptômes, etc. Quand on habite un pays fiévreux comme l'Algérie, voici ce que l'on observe : Les sujets, après avoir résisté plus ou moins longtemps, sont pris d'accès de fièvres présentant différents types ; tantôt c'est une fièvre quotidienne, tantôt c'est une fièvre tierce ou quarte ; souvent même, la régularité n'existe pas Cette fièvre s'accompagne d'un malaise général, le teint devient jaune, les urines foncées. Les malades ne se plaignent pas de la rate, cependant, si on les examine avec soin, on trouve à peu près constamment cet organe engorgé ; il a toujours quelques centimètres de plus qu'à l'état normal. On coupe la fièvre, le plus souvent avec du sulfate de quinine, quelquefois avec un autre fébrifuge ; la santé paraît revenir, toutes les fonctions semblent se rétablir, la rate elle-même reprend son volume normal, bon nombre de malades sont guéris pour longtemps ; mais le plus souvent, quelle que soit la méthode, quel que soit le médicament em-

ployé pour couper la fièvre, quelles que soient les précautions
que l'on prenne pour la prévenir, lorsqu'on reste dans une
localité où elle sévit, elle revient au bout d'un temps plus ou
moins long, quinze jours, un mois plus ou moins. On la coupe
de nouveau, elle revient encore. Beaucoup de malades succom-
bent, non pas toujours à la fièvre, mais à une maladie intercur-
rente qui aurait eu peu de gravité si la constitution n'avait pas
été détériorée par l'affection paludéenne. Quand aux malades
qui peuvent s'éloigner du foyer d'infection, ils guérissent très-
souvent ; mais lorsqu'ils ont été longtemps sous l'influence de
la fièvre, ils peuvent tomber dans la cachexie paludéenne. La
fièvre alors n'est plus régulière ; quelquefois même elle n'existe
plus, mais la peau devient jaune, la faiblesse est très-grande,
les muqueuses sont décolorées, il survient des hémorrhagies
avec facilité et qu'on a quelquefois beaucoup de peine à arrêter,
les fonctions digestives se font mal, l'engorgement de la rate
est énorme, elle occupe souvent tout l'abdomen. J'ai vu une
femme qui se croyait enceinte, tant le volume de la rate avait
augmenté. Il arrive assez souvent que le foie s'engorge également, et enfin il s'y joint quelquefois de l'infiltration des membres inférieurs, qui peut aller en augmentant et devenir une
véritable hydropisie générale.

C'est pour combattre cet état fâcheux de dépérissement,
qu'on envoie des malades à Vichy, et tous les médecins sont
d'accord pour reconnaître l'efficacité des eaux dans ces circonstances.

Voyons ce qu'en pensent les hommes qui ont le plus d'expérience.

Suivant M. Barthez (1), « la vertu des eaux sur les affections
de la rate est évidemment la même qu'à l'égard de celles du

(1) *Guide pratique des malades aux eaux de Vichy.*

foie, c'est-à-dire, fondante, résolutive et reconstitutive par
excellence, avec cette différence, toutefois, que les résultats.de
guérison, toutes choses égales d'ailleurs, en ce qui concerne
la rate spécialement. sont moins nombreux et plus difficiles à
obtenir que dans les maladies du foie. Mais ce qui nuit surtout
à la résolution complète des engorgements de la rate, ce sont
les retours fréquents et plus ou moins prononcés des accès de
fièvre. J'ai vu des accès faire reparaître à la fin de la cure des
engorgements qui avaient été complètement dissipés. C'est
pourquoi, il ne faudra pas crainde d'administrer les préparations de quinquina aux fébricitants en même temps que les
eaux. » Et plus loin : « Ce qu'il y a de remarquable ici, comme
dans la plupart des malades qui viennent à Vichy, c'est que
l'état général s'améliore, encore bien que la rate reste dans le
même état d'engorgement. » M. Barthez ne nous donne pas la
proportion des malades guéris complètement, de ceux qui sont
améliorés ni de ceux qui s'en retournent comme ils s'ont venus.
Il est dans tous les cas bien certain que souvent la fièvre per-
siste, puisque M. Barthez veut qu'on administre le quinquina,
et que l'état général s'améliore, bien que la rate reste dans le
même état d'engorgement.

Nous verrons bientôt combien l'hydrothérapie a d'avantages,
puisqu'elle fait disparaître en même temps et la fièvre et l'engorgement de la rate. Examinons un peu, avant, ce qu'en pense
M. Durand-Fardel.

« Les eaux minérales (1) ne sauraient être considérées précisément comme un moyen de traitement de la fièvre intermittente elle-même. »

« Il peut arriver cependant que certaines eaux minérales in-
terviennent utilement dans le cours des fièvres intermittentes,

(1) *Traité thérapeutique des eaux minérales*, page 730.

longues et opiniâtres, dans lesquelles on a vu le sulfate de quinine perdre successivement de son efficacité, n'apportant d'a-
bord que des répis de moins en moins prolongés ou même
cessant d'exercer une influence sur la marche de la maladie. »
Et plus loin : « Mais c'est surtout contre les conséquences des
fièvres intermittentes, les engorgements viscéraux du foie, de
la rate surtout ; c'est contre la cachexie paludéenne que les eaux
minérales fournissent une médication importante, on pourrait
presque dire une médication indispensable. Ici encore, il s'agit
moins d'une médication spéciale que d'un ensemble de circonstances favorables que l'on trouve réunies au plus haut
degré près des stations thermales appropriées. »

Ainsi, d'après M. Durand-Fardel, et son autorité est cer-
tainement des plus grandes, les Eaux de Vichy ne sont pas un
traitement de la fièvre intermittente. Elles ont, il est vrai, une
influence heureuse pour combattre les conséquences de la
fièvre, l'engorgement du foie et de la rate, la cachexie paludéenne, en un mot ; mais encore faut-il attribuer aux conditions favorables où se trouvent les malades une bonne part
des avantages qu'ils en retirent.

Voyons maintenant l'influence de l'hydrothérapie : M. Fleury,
après avoir traité plus de deux cents malades atteints de fièvre
intermittente, avec engorgement de la rate, plusieurs de ces
malades ayant contracté l'affection en Algérie et ayant épuisé
les moyens ordinaires, conclut :

« Que (1), dans le traitement de la fièvre intermittente an-
cienne, périodique ou irrégulière, ayant récidivé plusieurs fois
et résisté à l'administration méthodique du sulfate de quinine,
accompagnée *d'un engorgement considérable et chronique de*

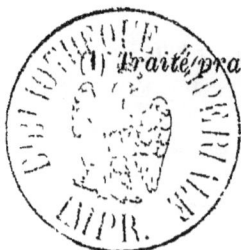

(1) *Traité pratique et raisonné d'Hydrothérapie*, page 447.

la rate ou du foie; de phénomènes cachectiques, anémiques, c'est-à-dire dans le traitement de l'intoxication paludéenne chronique, les douches froides doivent être préférées au sulfate de quinine ; plus rapidement et plus sûrement que celui-ci, elles coupent la fièvre, ramènent les viscères à leur volume normal et font disparaître. les phénomènes anémiques et cachectiques. »

« L'action curative des douches froides est *complète;* car non-seulement elle guérit la maladie, mais aussi elle en prévient les rechutes. »

Ces conclusions, comme je l'ai déjà dit, n'ont été tirées qu'après un très-grand nombre d'expériences décisives qui ont été publiées pour la plupart.

. Plusieurs médecins qui se sont occupés d'hydrothérapie, M. Collin, de Billom, entre autres, ont obtenu des résultats semblables.

Depuis que je suis à Vichy, j'ai eu souvent occasion de vérifier les assertions de M. Fleury. J'ai, de plus, employé, concurremment avec les douches, l'usage des Eaux de Vichy ; j'ai constamment obtenu un bon résultat. J'ai publié dans le *Moniteur des Sciences* plusieurs observations détaillées qui sont remarquables par la rapidité avec laquelle les malades ont été guéris de fièvres paludéennes qui dataient de plusieurs années, avec engorgement de la rate très-considérable.

CHAPITRE IV.

Maladies de l'utérus.

Les maladies de l'utérus susceptibles d'être traitées avantageusement par les eaux minérales et l'hydrothérapie, sont l'engorgement, les ulcérations du col, les déplacements.

L'utérus est sujet à une fluxion périodique suivie d'un écoulement sanguin. Lorsque l'écoulement est en rapport avec la fluxion, les choses se passent normalement ; mais il arrive souvent que les époques menstruelles sont précédées, accompagnées ou suivies de divers accidents. Les femmes éprouvent une sensation de poids, de gêne, de tension, de la difficulté pour s'asseoir, pour marcher, des douleurs dans les reins, une leuchorrée plus ou moins abondante. Quelquefois il y a des douleurs intolérables, des coliques qui ressemblent aux douleurs de l'accouchement. Très-souvent, dans ces cas-là, l'utérus reste, après les règles, dans un état de congestion qui augmente chaque mois et qui amène un engorgement permanent.

Une foule d'autres circonstances peuvent produire les engorgements : la grossesse, les accouchements et surtout le défaut de soins après l'accouchement ; les excès de tout genre.

L'utérus, alors, augmente considérablement de volume, le col est la partie ordinairement la plus maltraitée. Il se joint à cet engorgement des ulcérations, une sécrétion purulente plus ou moins abondante, et très-souvent une déviation.

La congestion utérine, lorsqu'elle a duré quelque temps, amène un état de dépérissement qui s'accompagne de phénomènes nerveux que l'on prend souvent pour la maladie principale.

Lorsque l'affection est récente et bien soignée, l'on en vient facilement à bout; mais la répugnance qu'ont les femmes à se soigner et à consulter pour ce genre d'affection, fait que le médecin n'est consulté habituellement que fort tard, et que les moyens médicaux et chirurgicaux échouent le plus souvent. La cautérisation néanmoins est un puissant moyen et qui rend de très-grands services, lorsqu'il y a des ulcérations; mais elle ne suffit pas toujours pour résoudre les engorgements. Alors, l'hydrothérapie, par l'activité qu'elle donne à la circulation capillaire, par une révulsion souvent répétée, exerce une action des plus favorables sur l'utérus engorgé; elle combat d'une manière efficace, par les douches locales, les ulcérations de la matrice, et amène souvent des résultats qu'on aurait vainement espéré par les autres moyens.

Lorsqu'il existe, sous la dépendance des affections utérines, un état nerveux général affectant surtout les fonctions digestives, les eaux de Vichy viennent puissamment en aide et concourent de la manière la plus heureuse au traitement.

Nous avons signalé, comme cause de congestion de l'utérus, la dysménorrhée; eh bien! rien n'est plus propre à combattre cet état si pénible que les douches froides administrées prudemment. Si les règles sont trop abondantes et amènent un état de faiblesse générale, on arrive à les modérer en appliquant des douches révulsives sur les bras et sur la partie supérieure du tronc. Si, au contraire, les règles ne coulent pas suffisamment, on les active par des douches autour du bassin et sur les membres inférieurs. Mais, pour appliquer l'hydrothérapie dans ces circonstances et à l'époque menstruelle, il faut une surveillance active et continuelle de la part du médecin. Il m'est arrivé d'obtenir de cette façon des résultats bien remarquables et vraiment extraordinaires.

Lorsqu'il y a abaissement de l'utérus, en même temps qu'il est engorgé, à mesure que l'engorgement disparaît, le poids de la matrice diminuant, elle reprend sa place habituelle; cependant on observe quelquefois l'abaissement simple sans engorgement. L'hydrothérapie, par son action reconstitutive et tonique, en faisant disparaître le relâchement des ligaments, ramène les organes à leur place et délivre dans ces cas-là d'une grande incommodité.

CHAPITRE V.

La Goutte.

Quoique la goutte soit une des maladies qui paraissent avoir été traitées le plus avantageusement par l'hydrothérapie, je ne puis pas apporter ici le résultat de mon expérience, pas un seul goutteux, depuis que je suis à Vichy, n'ayant voulu essayer de suivre le traitement. A quoi cela a-t-il tenu? Probablement à ce que je n'ai pas osé assurer une guérison définitive, et, de plus, comme en faisant espérer une amélioration, j'ai eu soin de faire sentir qu'il faudrait prolonger le traitement au moins plusieurs mois, les goutteux, qui ne sont pas très-patients de leur nature, auront trouvé ces conditions trop dures.

Ce que je dirai dans cet article sera donc tiré des hydropathes qui, plus heureux que moi, ont eu à soigner des goutteux, et en particulier des ouvrages de M. Fleury, qui a simplifié et appliqué d'une manière remarquable ce mode de traitement.

GOUTTE AIGUE. — ACCÈS. — L'accès de la goutte aigue, d'après M. Fleury, doit être traité par les applications réfrigérentes et la position. Voici comme il s'exprime (1) : « Sous leur influence (des applications réfrigérantes et de la position) la rougeur, le gonflement et la douleur disparaissent en grande partie; la fièvre s'apaise, les malades goûtent un repos d'autant plus

_____

(1) Page 175, loc. cit.

précieux qu'il les délivre des atroces et continuelles douleurs qui caractérisent la maladie dont je parle; la raideur de l'articulation, l'impossibilité de la mouvoir sont, pour ainsi dire, les seuls phénomènes morbides qui persistent, et encore disparaissent-ils beaucoup plus tôt, car la médication réfrigérante abrège la durée de l'accès de moitié ou des deux tiers.

» Ces bienfaits du froid ne sont plus niés aujourd'hui, parce que les plus incrédules ont été contraints de se rendre à l'évidence; mais ce sont ces bienfaits eux-mêmes que redoutent beaucoup de médecins, et des plus éclairés. La disparition du gonflement, de la rougeur, de la douleur, leur fait craindre le développement d'accidents graves du côté du cœur et des autres viscères; ils se préoccupent du danger d'une répercussion, d'une goutte remontée, etc. »

« Je n'hésite pas à affirmer de la manière la plus absolue, que ces craintes, ces préoccupations sont dénuées de tout fondement et que l'emploi méthodique, graduel, prudent de la méthode réfrigérante, est exempt de toute espèce de danger. »

Dans un autre article, M. Fleury, après avoir essayé les applications réfrigérantes, dit encore (1) : « Dès-lors, j'ai constamment obtenu les meilleurs résultats; souvent j'ai fait avorter l'accès complètement et dissipé tous les accidents, dans l'espace de quelques heures; dans les cas moins heureux, j'ai calmé les douleurs, comme par enchantement, empêché le développement de la tuméfaction, de la rougeur, et diminué considérablement la durée de l'accès. »

TRAITEMENT CURATIF. — M. Fleury pose nettement la question : « L'hydrothérapie guérit-elle la goutte ? » Sans répondre d'une manière péremptoire, il paraît avoir obtenu de brillants

(1) Page 388, loc. cit.

succès, et il donne des observations très-détaillées à l'appui de cette assertion.

GOUTTE CHRONIQUE. — La goutte chronique peut succéder à la goutte aiguë, les accès peuvent se rapprocher peu à peu à mesure qu'ils perdent de leur intensité, et alors, le malade est constamment, sans souffrir beaucoup, sous l'influence de l'affection. D'autres fois, la goutte chronique débute sans être précédée d'accidents aigus, la douleur n'est pas très-forte, seulement, il se développe autour des articulations de l'engorgement, des ulcérations ou tout au moins des déformations. Ecoutons encore M. Fleury (1) :

« Sous l'influence de l'eau froide, les engorgements articulaires disparaissent, les ulcérations se cicatrisent, les concrétions calcaires sont résorbées ou éliminées; par son action reconstitutive et tonique, le traitement a prise sur les phénomènes nerveux et plus encore sur les troubles gastrites, auxquels, dans un travail récent, M. Durand-Fardel attribue avec raison une si grande part dans le développement de la goutte; par son administration à l'intérieur, l'eau froide exerce une influence très-heureuse sur les fonctions de sécrétion urinaire et cutanée, auxquelles Sydenham, Cullen, Barthez, Coplaud, font jouer un si grand rôle dans l'histoire de la goutte chronique; enfin, les sudations souvent renouvelées sont d'une utilité incontestable, qu'il n'est guère possible d'expliquer que par une action dépurative. »

Je n'ai rien à ajouter après une autorité si compétente; je ferai seulement observer qu'en joignant à l'hydrothérapie l'usage des eaux de Vichy, dont les avantages sont appréciés par presque tous les médecins, les résultats ne peuvent devenir que plus avantageux, si c'est possible.

(1) Page 391, loc. cit.

CHAPITRE VI.

Diabète sucré.

Le diabète ou glucosurie est une maladie caractérisée, comme chacun le sait, par la présence du sucre dans les urines et une sécrétion de ce liquide, ordinairement plus abondante qu'à l'état normal.

La présence du sucre dans les urines, symptôme caractéristique de la maladie, ne nous fait connaître ni son siége ni sa nature. Toutefois, les belles expériences de M. Claude Bernard tendent à prouver que le siége du diabète est le cerveau. Cette manière de voir vient d'être confirmée par MM. Lhuys et Dumontpallier, qui ont contaté très-manifestement à l'autopsie faite sur deux sujets diabétiques, la destruction et la dégénérescence graisseuse des parois du quatrième ventricule. Il est probable que sous l'influence du dérangement apporté dans les fonctions du cerveau, le foie sécrète une plus grande quantité de sucre qu'à l'état normal, ou bien que sous la même influence, le sang ne se trouve plus assez alcalin pour transformer le glucose en matière desoxygénante, ce qui fait, quoiqu'il en soit, que le sang reste chargé de matière sucrée, qu'il arrive dans ces conditions aux reins, lesquels le laissent passer abondamment avec les urines.

Cette perturbation ne tarde pas à amener un dérangement général qui a été bien étudié dans ces derniers temps : soif vive, augmentation ou perturbation de l'appétit, bouche mau-

vaise, constipation, affaiblissement musculaire général, aboli-
tion ou diminution des fonctions viriles, amaigrissement,
suppression des fonctions de la peau, qui devient sèche,
rugueuse; les malades ne peuvent plus transpirer, quoi qu'ils
fassent.

Les causes du diabète sont restées jusqu'à présent dans la
plus grande obscurité.

Le traitement n'ayant pu être dirigé contre la nature inconnue
de la maladie, s'est attaqué aux différents symptômes; et comme
le plus frappant est la présence du sucre dans les urines et par
conséquent dans le sang, on a fait tous les efforts possibles
pour empêcher l'introduction du sucre dans l'économie; de là
le régime qui exclut toutes les substances sucrées et amylacées,
parce que ces dernières se transforment en sucre. Et, il faut en
convenir, c'est la médication qui réussit le mieux. D'un autre
côté, comme dans le diabète le sang manque d'alcalinité, il était
tout naturel de prescrire les alcalins. L'eau de Vichy, sous ce
rapport, se trouve parfaitement indiquée et est venue confirmer
la théorie; généralement les diabétiques se trouvent très-bien
des eaux de Vichy.

Lorsqu'il y a affaiblissement musculaire considérable, abo-
lition ou diminution des facultés génératrices, l'hydrothérapie
sera d'un grand secours. L'année dernière, un diabétique d'une
belle constitution, et à l'aide du régime et des alcalins, jouissant
de toutes les apparences d'une bonne santé, éprouvait une
très-grande faiblesse des organes génitaux. Grâce à quelques
bains de siége froids à eau courante, le malade vit, avec plaisir,
revenir les forces qu'il avait perdues.

Lorsque la peau, par suite de la suppression des sueurs, a
perdu sa souplesse, la sudation suivie de douches ou d'immer-
sions rétablit les fonctions abolies, et produit un bien-être que
les malades ne connaissaient pas depuis longtemps.

Enfin, lorsqu'il y a un dépérissement général marqué, l'hydrothérapie, en vertu de son action reconstitutive et tonique, sera toujours appelée à rendre service.

CHAPITRE VII.

Mode d'action. — Mode d'administration et durée du traitement.

La manière d'agir de l'eau froide varie suivant son administration. Toutefois, on peut diviser en deux grandes classes son mode d'action :

1º ACTION RÉFRIGÉRANTE ;

2º ACTION EXCITANTE.

L'action réfrigérante de l'eau froide est mise en usage chaque jour avec le plus grand succès dans toutes les inflammations où il est possible de l'appliquer. Il n'y a pas en effet de meilleur moyen pour combattre les brûlures, les plaies contuses, les arthrites, les affections inflammatoires des yeux, surtout les inflammations traumatiques qui sont la conséquence d'opérations chirurgicales. Tous les chirurgiens connaissent et apprécient ce mode d'action.

Mais l'hydrothérapie a spécialement pour objet l'action excitante de l'eau froide. Par son application prompte et rapide, elle détermine un abaissement de température qui est suivi immédiatement d'un effet opposé connu sous le nom de réaction. C'est cette réaction qu'il s'agit d'obtenir dans de justes limites et de bien diriger pour arriver au but qu'on se propose. Au moyen de cette réaction, en attirant vivement le sang à la peau, en activant la circulation dans les vaisseaux capillaires, on arrive à une révulsion générale et on s'explique la résolution des engorgements. En effet, pendant que le sang est attiré à la peau, il est obligé d'abandonner les organes où il s'était porté. Et en même temps que le sang reprend son cours naturel, il reprend aussi les qualiiés nécessaires pour une bonne nutrition, ce qui produit l'action reconstitutive. La douche à percussion a encore un autre effet : c'est, en même temps que le sang est appelé à la peau, de le chasser directement de l'organe engorgé, et l'expérience prouve son efficacité de la manière la plus évidente. Enfin, l'eau froide agit d'une manière sédative très-avantageuse sur le système nerveux; et c'est ce qui rend si bien compte du bien-être qu'éprouvent les malades après chaque application hydrothérapique.

L'effet de l'hydrothérapie n'attend pas pour se faire sentir, comme il arrive souvent pour le traitement par les eaux minérales, un ou plusieurs mois après la cure. Cet effet se produit pendant le traitement. Quelquefois, dès les premières applications, les malades éprouvent une amélioration qui va en augmentant jusqu'à la guérison complète. D'autres fois, il faut longtemps pour habituer les malades. Ce n'est qu'après plusieurs jours et même plusieurs semaines que l'eau froide est bien supportée et commence à agir efficacement.

Il arrive assez fréquemment que l'amélioration qui s'était montrée au début, s'arrête subitement, les malades restent pendant quelque temps dans un état stationnaire, puis ils voient l'amélioration reparaître pour marcher avec rapidité.

Il n'est pas rare de voir, au début, de la fatigue, une véritable courbature qui se discipe bien vite.

Beaucoup de malades se font un monstre de l'hydrothérapie et la redoutent d'une manière extraordinaire. Les uns ne peuvent pas comprendre, quand on a bien chaud, que la sueur coule sur tout le corps, qu'en se mettant immédiatement dans l'eau froide on ne soit pas pris de rhumatisme, de fluxion de poitrine, etc. D'autres, et c'est le plus grand nombre, redoutent surtout la sensation désagréable que fait éprouver le traitement; ils disent qu'ils n'auront jamais la force de le supporter. Eh bien ! qu'on se rassure, dans les établissements bien dirigés, les accidents sont inconnus, et pour peu qu'on veuille y mettre de bonne volonté, on s'habitue facilement, quel que faible que l'on soit; il est même à remarquer que ce sont les malades les plus faibles, les femmes surtout, qui s'habituent le plus vite et qui se trouvent le mieux des douches.

Mais pour obtenir ces résultats, pour éviter tous les accidents, pour tirer de l'hydrothérapie tout le fruit qu'on en peut tirer, il faut de la part du médecin une surveillance constante. L'hydrothérapie est une arme à deux tranchants dont il faut savoir se servir si l'on ne veut pas s'exposer à des mécomptes. Je n'ai jamais compris que l'application en fût abandonnée aux caprices des malades et à l'ignorance des baigneurs; aussi, me suis-je cru obligé, jusqu'à présent, de diriger moi-même le traitement. Pour les hommes, il n'y a pas d'inconvénient; pour les femmes, je n'en vois pas non plus; mais tout le monde ne voit pas comme moi. Je sais que plusieurs personnes ont préféré aller ailleurs que de subir mon intervention directe; et, il faut le dire, plusieurs de celles-là avaient peu de droits à une telle conduite. C'est pourquoi j'ai cru devoir changer ma manière de faire. J'ai choisi une baigneuse intelligente autant que j'ai pu, qui pourra administrer les douches sur ma prescription. Toutefois, dans l'intérêt des malades, je me mets toujours à leur disposition.

Qu'il me soit permis de dire que tout se passe de la manière la plus décente et la plus convenable. La présence de la baigneuse, d'une amie ou d'une parente, ne suffit-elle pas pour sauvegarder toutes les exigences de la pudeur !

Toutes les fois que j'ai été forcé de m'absenter, et de confier l'application des douches aux baigneuses, les malades s'en sont plaint, et plusieurs d'entre elles qui avaient suivi un traitement hydrothérapique dans un établissement où l'application n'est pas surveillée, m'ont affirmé qu'elles n'en éprouvaient pas le même bien. J'en connais une qui a suivi, pendant six semaines, le traitement sous ma direction de la manière la plus avantatageuse, et qui a été obligée d'y renoncer parce qu'à Paris, dans un établissement mal dirigé, elle a été prise d'accidents qui l'ont plongée dans un état pire qu'avant.

Les malades ne manquent pas de demander quelle est la durée du traitement. Il n'est pas possible de répondre à cette question d'une manière absolue. Lorsque la maladie est récente, il suffit quelquefois de fort peu de jours pour amener la guérison; mais, comme le plus souvent nous avons à traiter des maladies chroniques qui datent de plusieurs mois ou même de plusieurs années, le traitement demande un temps assez long, ordinairement plusieurs mois. A une maladie chronique, il faut opposer un traitement chronique.

Lorsque les malades, après avoir éprouvé de l'amélioration dans leur état, ne voient plus le mieux se continuer, ils sont très-disposés à se décourager et à mettre de l'interruption dans le traitement. C'est une faute, car ils peuvent perdre tout le bénéfice qu'ils avaient retiré. Il faut une grande persévérance pour arriver à bien, et souvent même, après la guérison complète, il est bon de temps en temps, pendant quelques jours, de recourir à l'hydrothérapie pour prévenir une rechute, surtout quand l'affection tient à une prédisposition constitutionnelle.

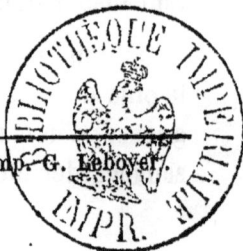

Riom, imp. G. Leboyer.

BIBLIOTHÈQUE IMPÉRIALE IMPR.

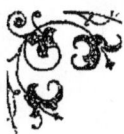

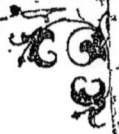

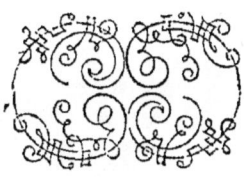

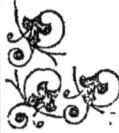

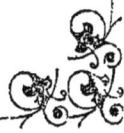

www.ingramcontent.com/pod-product-compliance
Lightning Source LLC
Chambersburg PA
CBHW060524210326
41520CB00015B/4288